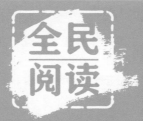

总主编
何清湖

中医养生进家庭口袋本丛书

护心神

主编／朱爱松　张光霁

U0152641

全国百佳图书出版单位
中国中医药出版社
·北京·

图书在版编目（CIP）数据

护心神 / 何清湖总主编；朱爱松，张光霁主编 . -- 北京：中国中医药出版社，2024.4

（全民阅读 . 中医养生进家庭口袋本丛书）

ISBN 978 - 7 - 5132 - 8666 - 4

Ⅰ . ①护… Ⅱ . ①何… ②朱… ②张… Ⅲ . ①养生（中医）- 基本知识 Ⅳ . ①R212

中国国家版本馆 CIP 数据核字（2024）第 053225 号

中国中医药出版社出版

北京经济技术开发区科创十三街 31 号院二区 8 号楼
邮政编码 100176
传真 010-64405721
山东临沂新华印刷物流集团有限责任公司印刷
各地新华书店经销

开本 787×1092 1/32 印张 3.25 字数 61 千字
2024 年 4 月第 1 版 2024 年 4 月第 1 次印刷
书号 ISBN 978 - 7 - 5132 - 8666 - 4

定价 29.80 元
网址 www.cptcm.com

服 务 热 线 010-64405510
购 书 热 线 010-89535836
维 权 打 假 010-64405753

微信服务号 zgzyycbs
微商城网址 https://kdt.im/LIdUGr
官 方 微 博 http://e.weibo.com/cptcm
天猫旗舰店网址 https://zgzyycbs.tmall.com

如有印装质量问题请与本社出版部联系（010-64405510）

《全民阅读·中医养生进家庭口袋本丛书》

编委会

《护心神》

编委会

作为我国优秀传统文化的瑰宝，中医药在治病养生方面做出了卓越贡献，是具有中国特色的文化符号和医疗资源。在国家一系列政策和法律法规的支持下，中医药事业不断向前发展，发挥着越来越重要的作用。2022年3月，国务院办公厅印发《"十四五"中医药发展规划》，其中提出，要提升中医药健康服务能力，提升疾病预防能力，实施中医药健康促进行动，推进中医治未病健康工程升级。在"中医药文化弘扬工程及博物馆建设"内容中提出，要推出一批中医药科普节目、栏目、读物及产品，建设中医药健康文化知识角。2022年11月，国家中医药管理局等八部门联合印发了《"十四五"中医药文化弘扬工程实施方案》，明确提出要"打造一批中医药文化品牌活动、精品力作、传播平台"，重点任务中包括"加大中医药文化活动和产品供给，每年度打造一组中医药文化传播专题活动，广泛开展中医药健康知识大赛、文创大赛、短视频征集、文化精品遴选、悦读中医等系列活动"。

中华中医药学会治未病分会作为治未病领域的权威学术团体，拥有优质的学术平台和专家资源，承担着推动我国治未病与养生保健行业良性发展的重任，我们以创作、出版优质的中医治未病与养生保健科普作品，传播权威而实用的健康教育内容为己任。把中医药文化融入建设文化强国、增强文化自信的大格局中，加大中医药文化传播推广力度，为中医药振兴发展厚植文化土壤，为健康中国建设注入源源不断的文化动力，是中医药学者进行科普创作的核心基调。为此，我们联合中国中医药出版社推出这套《全民阅读·中医养生进家庭口袋本丛书》，在内容创作和风格设计方面下足功夫，发挥了中华中医药学会治未病分会专家在科普创作方面的集体智慧和专业水准。

《黄帝内经》有云"圣人不治已病治未病"，养生的基本原则在于"法于阴阳，和于术数，食饮有节，起居有常，不妄作劳"，养生保健的重点是阴阳气血的平衡、脏腑经络的调和。本套丛书涵盖了保养肾、补阳气、充气血、护心神、强健肺、祛寒湿、调脾胃、通经络、养护肝、增强免疫力 10 个日常养生保健常见的热门主题，每册书都图文并茂，通俗易懂，是兼顾不同年龄、不同人群的趣味科普读物。每册书分别介绍了以上 10 个主题所涉及的常用穴位、家常食物、常用中药、家用中成药等，并融汇食疗方、小验方等，轻松易学，照着书中的养生方法坚持去做，能够取得良好的养生保健效果。

本套丛书的编写得到了中医药领域诸多专家的大力支持，感谢湖南中医药大学、湖南医药学院、浙江中医药大学、中国中医科学院西苑医院、湖南中医药大学第一附属医院、上海中医药大学附属曙光医院、广西中医药大学第一附属医院、浙江省中医院、佛山市中医院、中和亚健康服务中心、谷医堂（湖南）健康科技有限公司等相关单位的支持与热情参与。由于时间仓促，书中有尚待改进和不足之处，真诚希望各位专家、读者多提宝贵意见，以便我们在后续修订时不断提高。

中华中医药学会治未病分会主任委员　　何清湖
　　　　湖南医药学院院长

2024 年 2 月

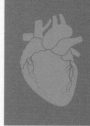

中医学认为，心为君主之官，通俗来讲可以把心看作人体的"皇帝"，影响和决定着五脏的健康；又认为心主神明，《黄帝内经》讲道"得神者昌，失神者亡"，可见护心神是性命攸关的大事情。

如果心失所养，身体就会出现许多问题：心气不足，常会感觉疲乏无力；心阳不足，时常手脚冰凉、畏寒怕冷；心阴不足，常受上火的困扰；心神失守，抑郁症找上门；心血不足，睡眠不安、气色差；心火过旺，容易引发高血压……所以说，百病由心生，养生先要养心。

另外，中医学讲心脑相通，养心也是强健大脑的重要前提，心功能良好，脑细胞才会发达，才能有效抵御衰老，心脑不衰则全身不衰。当下心脑血管疾病高发，养好心对于畅通血管、防止血管瘀堵很有好处。

为了让大家轻松学会养心的妙招，强身健脑，不被慢性疾病和大病困扰，我们编写了这本《护心神》。全书介绍了养心护心的重要穴位、家用食材、常用中药、中成药等，并融汇食疗方、运动方、小验方等，全方位分享养心干货。全书内容通俗易懂，轻松易学，照着书中的方法按按穴位、吃吃喝喝、做做运动，一起强心健体，乐享长寿吧！

朱爱松　张光霁

2024 年 2 月

目　录

扫描二维码
有声点读新体验

一　认识心经 / 心包经
心脏系统的掌门人

二　补养心气 14 招
心气足，人精神

三

补心阳 16 招
阳气足，暖养更健康

四

补心阴 17 招
不上火，不烦躁

五 安心神 16 招
心神安宁，睡眠香甜

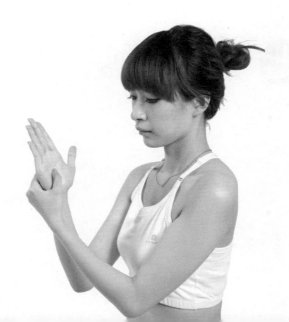

六 养心血 18 招
心血不亏，精气神才足

七 清心火 16 招
清心泻火，身体安康

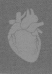

八 养心健脑18招
心养好，脑不衰

九 3种常见病调理
多管齐下，能防能治

一

认识心经/心包经
心脏系统的掌门人

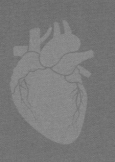

扫描二维码
有声点读新体验

手少阴心经

养护心脏，安定心神

手少阴心经起于心中，掌管血脉，推动血脉循环，主治心、胸及神志病。手少阴心经是维持心脏功能的经脉，如有损害，就会导致身体功能降低或亢进，引发心脏病变、精神疾病等。

循行路线

手少阴心经起于心中，联系心系、肺、咽及目系，属心络小肠，从肺部浅出腋下，循行于上肢内侧后缘，至掌后豌豆骨部，入掌内，止于小指桡侧端。

主治病症

本经腧穴可主治胸、心、循环系统、神经系统病症及经脉循行所过部位的病症，例如心痛、心悸、失眠、咽干、口渴、癫狂及上肢内侧后缘疼痛等。

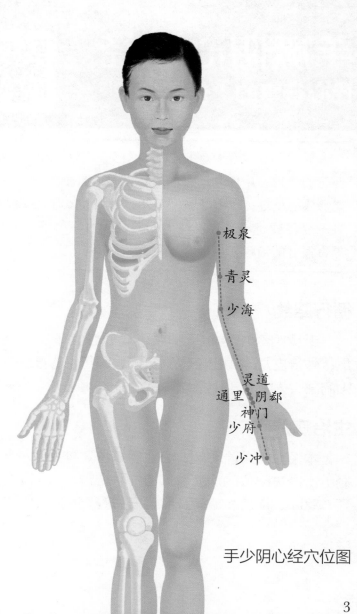

极泉

青灵

少海

灵道

阴郄

通里

神门

少府

少冲

手少阴心经穴位图

手厥阴心包经
代心行事的"使臣"

手厥阴心包经有保护心脏，"代心行令"和"代心反邪"的作用。中医学所说的心包就是心外面的一层薄膜，能够代心受过、替心受邪，即外邪侵犯人体时它要代替心去承受侵袭。刺激心包经上的穴位，对冠心病、心绞痛等有很好的治疗作用。

循行路线

手厥阴心包经起于胸中，属心包，下膈，联络三焦；外行支从胸中出于侧胸上部，循行于上肢内侧面的中间部，入掌止于中指端；掌中分支止于无名指末端。

主治病症

本经腧穴主治胸部、心血管系统、神经系统和本经经脉所经过部位的病症，如心痛、心悸、心胸烦闷、癫狂、呕吐、热病、疮病及肘臂挛痛等。

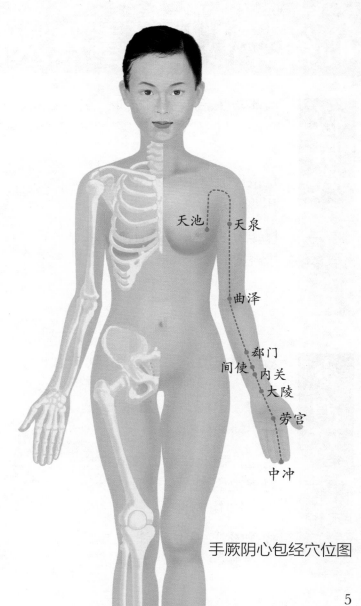

天池　　天泉

曲泽

郄门
间使　内关
大陵
劳宫

中冲

手厥阴心包经穴位图

心经、心包经重点穴位

功能与主治：宽胸宁神。主治心痛、胸闷、心悸、气短、肩臂疼痛、胁肋疼痛、臂丛神经损伤等。

定位：腋窝正中顶点，腋动脉搏动处。

操作方法：用食指指腹按压极泉穴 3~5 分钟。

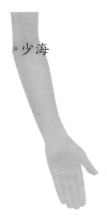

•极泉

功能与主治：理气通络，宁心安神。主治心区痛、肋间神经痛、尺神经麻痹、手颤、神经衰弱、健忘、精神分裂症。

定位：屈肘举臂，该穴位于肘横纹内侧端与肱骨内上髁连线的中点处。

操作方法：用拇指指腹按压穴位 2~3 分钟。

•少海

神门穴

主穴 心悸的常用

功能与主治：扶正祛邪，宁心安神。主治心痛、心烦、惊悸、健忘、失眠、吐血、目黄、高血压、胸胁痛等。

定位：手腕部靠近小指的一侧有一条突出的筋，其与腕横纹相交的凹陷处即是神门穴。

操作方法：用一只手的拇指，稍用力向下点压对侧手臂的神门穴后，保持压力不变，继而旋转揉动，以产生酸胀感为度。

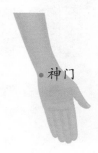

神门

少冲穴

主穴 中暑的常用

功能与主治：清热息风，宁神醒脑。主治心悸、心痛、癫狂、热病、昏迷、胸胁痛、胸满气急、手挛臂痛等症。

定位：位于左右手部，小指指甲下缘，靠无名指侧的边缘上。

操作方法：用右手拇指和食指轻轻夹住左手小指指甲两侧的凹陷处，垂直轻轻揉捏1～2分钟，然后再揉捏右手少冲穴。

少冲

内关穴
主穴 胸闷的常用

功能与主治：和胃降逆，宽胸理气。主治心痛、心悸、胸痛、胃痛、呕吐、呃逆、失眠、眩晕、中风、偏瘫、哮喘、偏头痛、肘臂挛痛等。

定位：内关穴在前臂前区，距腕横纹向上三指宽处。

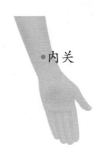

•内关

操作方法：用一只手的拇指，稍用力向下点压对侧手臂的内关穴后，保持压力不变，继而旋转揉动，每次按揉 20～30 次。

劳宫穴
常用主穴 心神实热证的

功能与主治：清心开窍，泻火安神，清热利湿。主治热病、汗多、心烦、口腔溃疡、中风昏迷、血脂异常等。

定位：在掌区，横平第 3 掌指关节近端，第 2、3 掌骨之间，偏于第 3 掌骨。

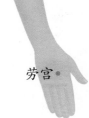

劳宫•

操作方法：用拇指指腹按揉劳宫穴 100～200 次。

二

补养心气 14 招
心气足，人精神

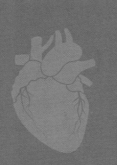

心气不足
有哪些表现

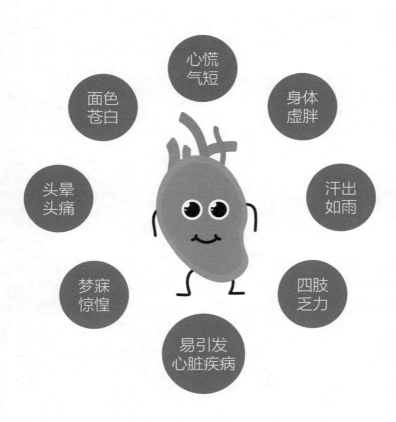

- 心慌气短
- 面色苍白
- 身体虚胖
- 头晕头痛
- 汗出如雨
- 梦寐惊惶
- 四肢乏力
- 易引发心脏疾病

补养心气：2大常用穴位

对症按摩调理方

取穴原理	心俞穴是心的背俞穴，是俞原配穴之俞，起到补心气的作用。
功效主治	养心安神，宁心定惊。主治心悸健忘、多梦易醒、食少体倦等。
穴名由来	"心"，心脏；"俞"，输注。该穴是心脏之气转输的重要之地，且具有调治心脏病的功能，故名。

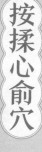

按揉心俞穴

操作方法
用拇指按揉心俞穴2~3分钟。

定位
在脊柱区，第5胸椎棘突下，后正中线左右旁开二指宽处。

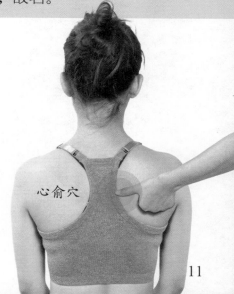

心俞穴

<table>
<tr><td rowspan="3">掐按神门穴</td><td>取穴原理</td><td>神门穴是手少阴心经的原穴，既是心经之气出入的门户，又是补益心气的要穴，也是俞原配穴之原，同时起到补心气的作用。</td></tr>
<tr><td>功效主治</td><td>扶正祛邪，宁心安神。主治心痛、心悸、心慌、失眠等。</td></tr>
<tr><td>穴名由来</td><td>"神"，心神；"门"，门户。心藏神。该穴为心经之门户。</td></tr>
</table>

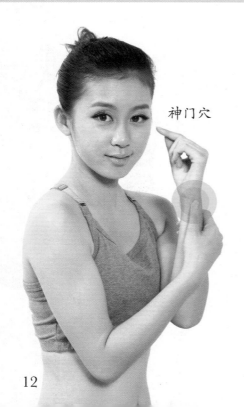

神门穴

操作方法

每天早、晚用拇、食指尖垂直掐按神门穴，每次 1~3 分钟。

定位

手腕部靠近小指的一侧有一条突出的筋，其与腕横纹相交的内侧凹陷处即是。

补养心气：
4 种家常食物

桂圆

性味归经：性温，味甘；归心、脾经。

功能：益心脾，补气血，安神。用于虚劳羸弱、失眠症、健忘、惊悸等。

用法：煎汤。

驴肉

性味归经：性平，味甘、酸；归心、肝经。

功能：补血益气，养心安神。用于劳损、心烦。

用法：煮食。

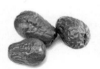

红枣

性味归经：性温，味甘；归脾、胃、心经。

功能：益气养血，调和营卫。用于气血不足、心悸失眠等。

用法：生食、熬粥、做汤羹。

禁忌：湿热内盛者慎食。

猪心

性味归经：性平，味甘、咸；归心经。

功能：增强心肌收缩力。用于失眠、多梦等。

用法：炖汤。

禁忌：高胆固醇血症、高血压患者不宜食用。

补养心气：
3 种常用中药

人参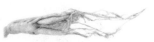

性味归经： 性微温，味甘、微苦；归脾、肺、心、肾经。

功效主治： 大补元气，安神益智。用于心气不足、惊悸失眠等。

用法： 0.5~3 克，小火另煎，单独服，也可将参汁加入其他药汁中一起饮服。

禁忌： 反藜芦，阴虚火旺者禁用。

西洋参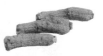

性味归经： 性凉，味甘、微苦；归心、肺、肾经。

功效主治： 补气养阴。用于烦渴、气短、乏力等。

用法： 每日 1~5 克，代茶饮、含服或炖服。

禁忌： 畏寒、肢冷、腹泻、胃有寒湿、脾阳虚弱及阳虚体质者忌服。

灵芝

性味归经： 性平，味甘；归心、肝、肺、肾经。

功效主治： 益气血，宁心神。用于失眠、惊悸、神经衰弱等。

用法： 6~12 克，代茶饮、炖汤。

禁忌： 过敏体质者不宜服。

> 其他常用中药：刺五加、红景天、甘草等。

药食同源,补养心气: 1 道精选食疗方

安定心神,调理失眠

人参羊肉汤

材料: 羊肉 250 克,人参 2 克,枸杞子 15 克。

调料: 葱段、姜片、盐各适量。

做法:

1 将人参、枸杞子洗净,放进砂锅,先用清水浸泡 30 分钟,再置于火上,大火烧开后转小火煎 30 分钟,取汁;羊肉洗净,切块。

2 将人参枸杞汁倒入砂锅中,放入羊肉、葱段和姜片,加清水没过锅中食材,小火炖至羊肉熟烂,加少量盐调味即可。

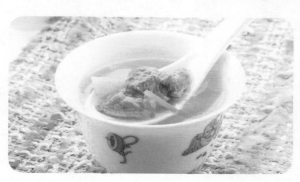

┌─ **功效** ─┐
养安神,促睡眠。

15

补养心气：
4 种家用中成药

1 生脉饮

益气复脉，养阴生津。
用于气阴两亏之心悸气短等。

2 柏子养心丸

补气，养血，安神。用于心气虚寒，心悸易惊，失眠多梦，健忘。

3 归脾丸

益气补血，健脾养心。
用于心悸怔忡、健忘失眠等。

4 补心气口服液

补益心气，理气止痛。
用于气短、心悸、乏力、头晕、心气虚损型胸痹心痛等。

其他常用家用中成药：养心定悸膏、复方阿胶浆、安神健脑液、通脉养心丸、炙甘草合剂等。

三

补心阳 16 招

阳气足，
暖养更健康

心阳不足
有哪些表现

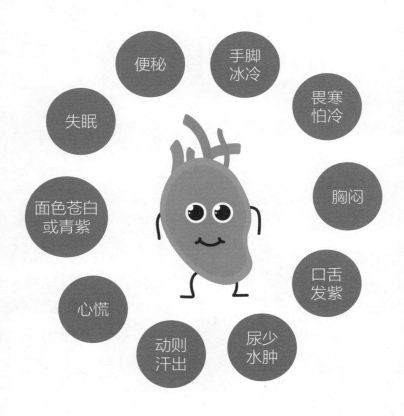

便秘

手脚
冰冷

畏寒
怕冷

失眠

胸闷

面色苍白
或青紫

口舌
发紫

心慌

动则
汗出

尿少
水肿

补心阳：
3 大常用穴位

对症按摩调理方

取穴原理	内关穴属于手厥阴心包经，能调补阴阳气血，通于阴维脉。
功效主治	和胃降逆，宽胸理气。主治心慌、心律失常、胃脘痛等。
穴名由来	"内"，内外之内；"关"，关隘。该穴在前臂内侧要处，犹如关隘。

操作方法

用一只手的拇指，稍用力向下点压对侧手臂的内关穴后，保持压力不变，继而旋转揉动，每次按揉 20~30 次。

定位

在前臂前区，手握拳或上抬，腕掌侧突出的两筋之间，距腕横纹三指宽。

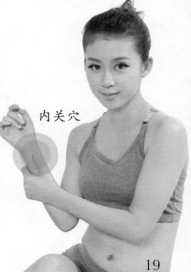

内关穴

<table>
<tr><td rowspan="4">掐按神门穴</td><td>取穴原理</td><td>神门穴是心经原穴，该穴有地部孔隙，与心经经脉相通，气血物质为心经经脉的外传之气，与心经气血之本性相同，能补充心脏动力、补益心气。</td></tr>
<tr><td>功效主治</td><td>扶正祛邪，宁心安神。主治心痛、心慌、胁痛等。</td></tr>
<tr><td>穴名由来</td><td>"神"，心神；"门"，门户。心藏神。该穴为心经之门户。</td></tr>
</table>

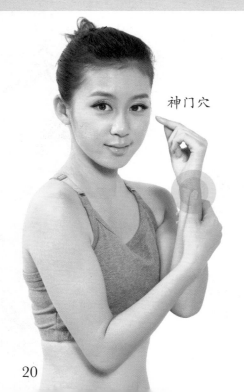

神门穴

操作方法
每天早、晚用拇指指端垂直掐按神门穴，每次1~3分钟。

定位
手腕部靠近小指的一侧有一条突出的筋，其与腕横纹相交的内侧凹陷处即是。

取穴原理	劳宫穴在手厥阴心包经上，能调血润燥、强壮心脏。
功效主治	调血润燥，安神和胃，通经祛湿，息风凉血。主治神经衰弱、失眠等。
穴名由来	"劳"，劳动；"宫"，中央。手司劳动，该穴在手掌部的中央。

按压劳宫穴

操作方法

伸臂仰掌，手指自然微屈，掌心向上，用另一手四指握住手背，拇指弯曲，以指端垂直按压劳宫穴，左右手交替，早、晚各1次，每次2~3分钟。

定位

在掌区，横平第3掌指关节近端，第2、3掌骨之间，偏于第3掌骨。

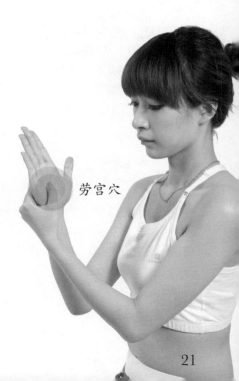

劳宫穴

补心阳：
4 种家常食物

桂圆

性味归经：性温，味甘；归心、脾经。

功能：滋益心脾，补益气血。用于气虚、神经性心悸等。

用法：生食、做汤羹。

禁忌：内热痰火、脾胃虚弱者忌食。

红枣

性味归经：性温，味甘；归脾、胃、心经。

功能：益气养血，调和营卫。用于气血不足、心悸失眠等。

用法：生食、熬粥、做汤羹。

禁忌：湿热内盛者慎食。

羊乳

性味归经：性温，味甘；归心、肺、肾经。

功能：温润补虚。主治虚劳羸弱、消渴、反胃等。

用法：煮食。

酒

性味归经：性温，味甘、苦、辛；归心、肝、肺、胃经。

功能：入心经，通血脉。用于心痛等。

用法：直接饮用。

禁忌：避免空腹饮用且不宜多饮。

补心阳：
3 种常用中药

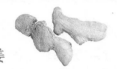

干姜

性味归经： 性热，味辛；归心、肺、脾、胃、肾经。

功效主治： 入心经，回阳通脉。用于亡阳证之肢冷脉微等。

用法： 1~3克，煎服。

禁忌： 阴虚内热、血热妄行者忌用。

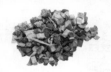

桂枝

性味归经： 性温，味辛、甘；归心、肺、膀胱经。

功效主治： 助阳化气，发汗解表，温经通脉。用于心阳不足导致的四肢冰凉等。

用法： 1~3克，煎服。

禁忌： 自汗、盗汗，以及热病伤津、阴虚发热等病症，都应慎用。

肉桂

性味归经： 性大热，味甘、辛；归肝、肾、脾、心经。

功效主治： 温通经脉，散寒止痛。用于心腹冷痛、胸痹等。

用法： 1~3克，煎服。可研粉吞服或冲服，每次0.1~0.3克。本品不宜久煎，须后下，另泡汁服。

禁忌： 阴虚火旺、里有实热、血热妄行者忌服。

药食同源,补养心阳: 2道精选食疗方

韭菜炒青虾

温阳补虚,温暖四肢

材料: 青虾 200 克,韭菜 100 克。

调料: 黄酒、酱油、醋、姜丝、植物油各适量。

做法:

1 将青虾洗净;韭菜洗净,切段。

2 用素油煸炒青虾,加入黄酒、酱油、醋、姜丝等调料,再加入韭菜煸炒,韭菜熟后即能出锅。

功效

温暖心阳,缓解手脚冰凉。

烹饪妙招

韭菜切开遇空气后辛辣味会加重,因此现炒现切味道好。

材料：干姜 15 克，红枣 10 枚，花椒 5 克，红糖 30 克。

做法：

1 将干姜、红枣、花椒分别洗净。

2 将干姜、红枣、花椒一起放入砂锅内，加水煎沸 25～30 分钟，去渣取汁，最后加入红糖即可。温服，每日 2 次。

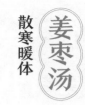

散寒暖体

姜枣汤

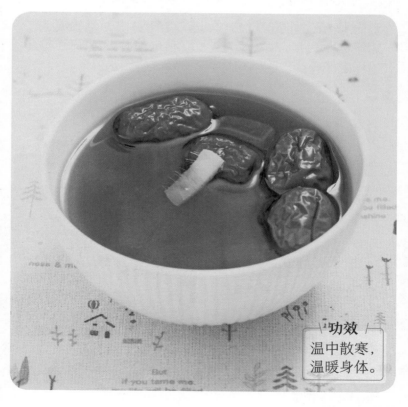

功效
温中散寒，
温暖身体。

补心阳：
4种家用中成药

1 宁心宝胶囊

温肾填精，补益气血。用于心律失常，如房室传导阻滞等。

4 芪苈强心胶囊

益气温阳，活血通脉，利水消肿。用于阳气虚衰、络瘀水停证。

2 参附强心丸

益气助阳，强心利水。用于心悸、气短、胸闷喘促、面肢浮肿等。

小验方，大功效

丁香肉桂红酒
温补心阳

将1000毫升红葡萄酒、200克白砂糖、1克丁香末、5克肉桂四种原料混合，上锅隔水炖热，将药渣过滤后即可服用。

3 柏子养心丸

补气，养血，安神。可改善心阳不足引起的失眠、多梦、乏力、心慌等症状。

四

补心阴 17 招
不上火，不烦躁

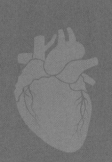

心阴不足
有哪些表现

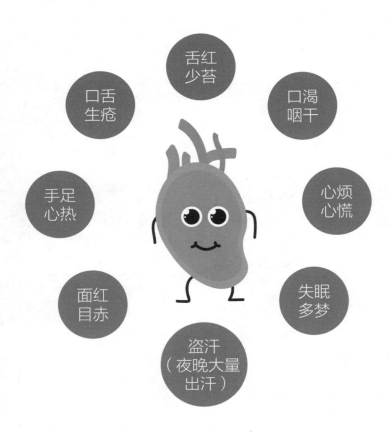

舌红
少苔

口舌
生疮

口渴
咽干

手足
心热

心烦
心慌

面红
目赤

失眠
多梦

盗汗
（夜晚大量
出汗）

补心阴：
2 大常用穴位

对症按摩调理方

取穴原理	极泉穴属于手少阴心经，轻柔按摩此穴可以改善心脏阴液不足的情况，从而缓解心阴虚所致之不适症状。
功效主治	理气安神，养护心肺。主治冠心病、心绞痛、肋间神经痛、乳腺疾病、肩周炎等。
穴名由来	"极"，高大之意；"泉"，水泉。该穴在腋窝高处，局部凹陷如泉，故名。

按压极泉穴

操作方法
用拇指指腹按压极泉穴，
以每次 1 分钟为宜。

定位
在腋窝顶点，腋动脉搏
动处。

极泉穴

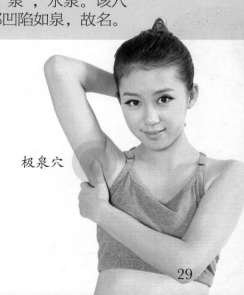

取穴原理

合谷为手阳明大肠经的原穴，为脏腑经气驻留的部位，与三焦有密切关系。轻柔按摩可以起到补气血的作用，从而缓解心阴虚引起的不适症状。

功效主治

清泻阳明，理气降压。主治头痛、牙痛、咽喉肿痛、目赤肿痛等。

穴名由来

"合"，汇、聚；"谷"，两山之间的空隙。三间穴天部层次横向传来的水湿云气行至此处后，由于该穴位于手背第1、2掌骨之间，肌肉间隙较大，从三间穴传来的气血便在此处汇聚，汇聚之气形成强大的水湿云气场，故名。

操作方法

用拇指端按揉合谷穴3~5分钟，以有酸胀感为宜。

定位

在手背，第1、2掌骨间，将一手的拇指横纹放在另一手的虎口沿上，屈拇指时指端所按之处即是。

合谷穴

补心阴：
4 种家常食物

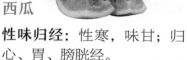

西瓜

性味归经： 性寒，味甘；归心、胃、膀胱经。

功能： 滋阴清热，补血养心。用于胸口满闷不舒、口鼻生疮、便秘等。

用法： 生食。

禁忌： 糖尿病患者、虚冷体质者慎食。

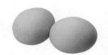

鸭蛋

性味归经： 性凉，味甘；归心、肺经。

功能： 养心安神，滋阴清肺。用于燥热咳嗽、失眠、咽干喉痛等症。

用法： 煮食、做汤。

禁忌： 凡脾阳不足、寒湿下痢，以及食后气滞痞闷者忌食。

小麦

性味归经： 性凉，味甘；归心、脾、肾经。

功能： 养心益脾，除烦止渴，利小便。用于心神不宁等。

用法： 煎汤、煮粥等。

苦瓜

性味归经： 性寒，味甘；归胃、心、肝经。

功能： 滋阴清热，消暑解毒。用于热病烦渴引起的中暑、目赤疼痛等。

用法： 做菜、熬汤。

禁忌： 脾胃虚寒者慎食。

补心阴：
4 种常用中药

百合

性味归经：性寒，味甘；归心、肺经。

功效主治：养阴润肺，清心安神。用于虚烦不安等。

用法：3~5 克，煎服。

禁忌：气滞痰湿者禁服，脾虚便溏者慎服。

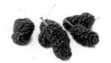

桑椹

性味归经：性寒，味甘、酸；归心、肝、肾经。

功效主治：滋阴补血，生津润燥。用于心悸失眠等。

用法：3~5 克，煎服。

禁忌：脾胃虚寒泄泻者禁服。

龟甲

性味归经：性微寒，味甘、咸；归肝、肾、心经。

功效主治：养血补心。用于阴血亏虚之惊悸、失眠等。

用法：9~24 克，煎服。

禁忌：脾胃虚寒、内有寒湿及孕妇禁服。

其他常用中药：龟甲胶等。

麦冬

性味归经：性微寒，味甘、微苦；归心、肺、胃经。

功效主治：润肺养阴，清心除烦。用于虚热所致之烦热等。

用法：1~3 克，煎服。

禁忌：脾胃虚寒泄泻、胃有痰饮湿浊者禁用。感受风寒之咳嗽初起者忌服。

药食同源，补养心阴：3 道精选食疗方

材料：西芹 250 克，鲜百合 50 克。

调料：蒜末、盐各 3 克，植物油适量。

做法：

1 将西芹择去叶，洗净，切片；鲜百合洗净，掰瓣。

2 将西芹和百合分别焯烫一下后捞出；锅内倒油烧热，下蒜末爆香，倒入芹菜和百合炒熟，加盐调味即可。

西芹百合

养阴清热，清心安神

功效

补中益气，宁心安神。

双耳牡蛎汤

滋养心阴，宁心安神

材料： 水发木耳、牡蛎各 100 克，水发银耳 50 克。

调料： 料酒、醋、葱汁、姜汁各 10 克，盐 3 克。

做法：

1 将木耳、银耳洗净，撕成小朵；牡蛎洗净泥沙，入沸水锅中焯一下后捞出。

2 锅置火上，加水烧热，放入木耳、银耳，加料酒、葱汁、姜汁约 20 分钟后，下入牡蛎，加盐、醋煮熟即可。

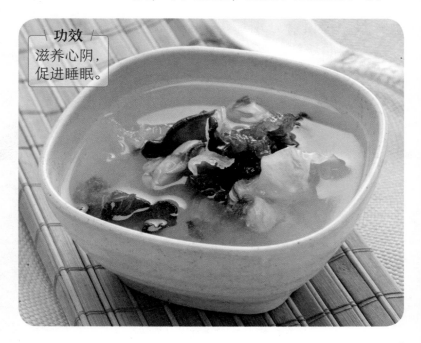

功效
滋养心阴，促进睡眠。

材料：西瓜 200 克，黄瓜 150 克，柠檬
　　　半个。

做法：

1 西瓜去皮、籽，切小块；黄瓜洗净，
　去皮，切小块；柠檬挤汁备用。

2 将西瓜块、黄瓜块倒入榨汁机中，搅
　打均匀后倒入杯中，加入柠檬汁搅匀
　即可。

西瓜黄瓜汁

滋阴清热，促进睡眠

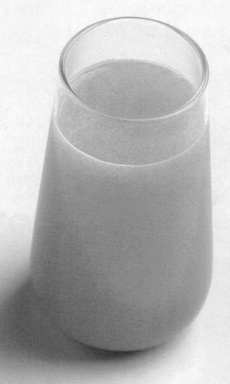

┤ 功效 ├

西瓜可以清热败
火，黄瓜可清心
火。二者一起打
汁，滋阴降火的
功效更佳。

补心阴：
4 种家用中成药

1 人参固本丸

滋阴益气，固本培元。用于虚劳、心悸气短等。

3 参麦胶囊

养阴生津。用于头脑昏沉、心悸不安等。

2 天王补心丹

滋阴养血，补心安神。用于心阴不足，症见心悸健忘、失眠多梦、大便干燥等。

4 养血安神丸

滋阴养血，宁心安神。用于阴虚血少所致之头晕目眩、心悸、失眠健忘等。

其他常用家用中成药：生脉糖浆等。

小验方，大功效

蜂蜜百合
滋养心阴，促进睡眠

取 80 克鲜百合、40 克蜂蜜拌匀，上锅蒸熟。睡前食用，可滋补心阴，改善睡眠。

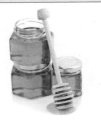

五

安心神 16 招
心神安宁，睡眠香甜

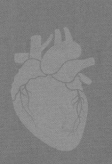

心神不安
有哪些表现

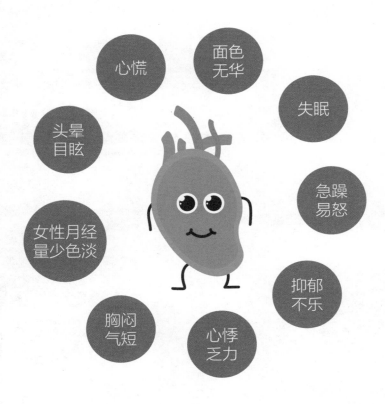

心慌

面色无华

失眠

头晕目眩

急躁易怒

女性月经量少色淡

抑郁不乐

胸闷气短

心悸乏力

安心神：
3 大常用穴位

对症按摩调理方

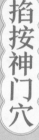
掐按神门穴

取穴原理	神门穴是手少阴心经的原穴，具有滋阴降火、养心安神的作用，是安定心神的门户。
功效主治	安神，宁心，通络。主治心悸、失眠等。
穴名由来	"神"，心神；"门"，门户。心藏神。该穴为心经之门户。

操作方法

每天早、晚用拇指尖垂直掐按神门穴 3~5 分钟。

定位

手腕部靠近小指的一侧有一条突出的筋，其与腕横纹相交的内侧凹陷处即是。

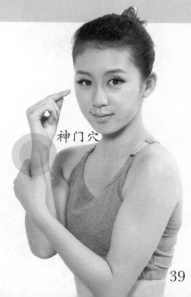

神门穴

按揉心俞穴

取穴原理　心俞穴是心的背俞穴，是心脏之气输注于心之处，内通于心，刺激心俞穴能够养心安神。

功效主治　养心安神，宁心定惊。主治心痛、惊悸、咳嗽、失眠、健忘等。

穴名由来　"心"，心脏；"俞"，输注。该穴是心脏之气转输的重要之地，具有调治心脏病的功能，故名。

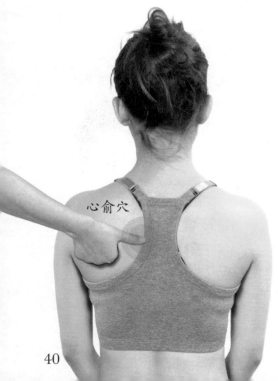

心俞穴

操作方法

用拇指指腹按揉心俞穴2~3分钟。

定位

在脊柱区，第5胸椎棘突下，后正中线左右旁开二指宽处。

取穴原理	极泉穴属手少阴心经，轻柔按摩该穴可以改善心脏阴液不足的情况，从而缓解心阴虚所致之不适症状。
功效主治	理气安神，养护心肺。主治冠心病、心绞痛、脑血管病后遗症等。
穴名由来	"极"，高大之意；"泉"，水泉。该穴在腋窝高处，局部凹陷如泉，故名。

操作方法

用拇指指腹按揉极泉穴，以每次1分钟为宜。

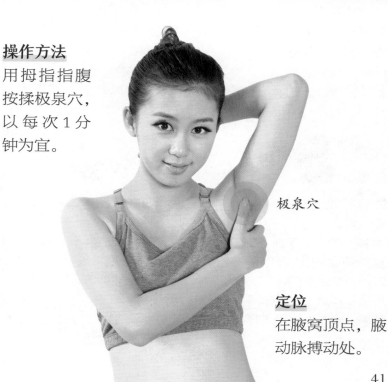

极泉穴

定位

在腋窝顶点，腋动脉搏动处。

41

安心神：4 种家常食物

小麦

性味归经： 性凉，味甘；归心、脾、肾经。

功能： 养心除烦。用于心神不宁、烦躁失眠等。

用法： 蒸食、熬粥。

禁忌： 脾胃虚弱者不宜多食。

茼蒿

性味归经： 性凉，味辛、甘；归心、脾、胃经。

功能： 安心神。用于烦热头晕、睡眠不安等。

用法： 炒食、拌食。

禁忌： 痛风患者、脾胃虚弱者不宜食用。

红枣

性味归经： 性温，味甘；归脾、胃、心经。

功能： 益气养血，调和营卫，养血安神。用于气血不足、心悸失眠等。

用法： 生食、熬粥、做汤羹。

禁忌： 湿热内盛者慎食。

猪心

性味归经： 性平，味甘、咸；归心经。

功能： 补血养心，安神镇惊。用于失眠多梦、精神恍惚、惊悸怔忡等。

用法： 炖汤。

禁忌： 高胆固醇血症、高血压患者不宜食用。

安心神：
3 种常用中药

灵芝

性味归经： 性平，味甘；归心、肺、肝、肾经。

功效主治： 益气血，宁心神。用于失眠、惊悸、神经衰弱等。

用法： 6~12 克，煎服。

禁忌： 顽固性皮肤瘙痒患者、感冒发热者忌用。

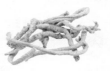

远志

性味归经： 性温，味苦、辛；归肺、心、肾经。

功效主治： 安神益智，交通心肾。用于失眠多梦、健忘、惊悸、神志恍惚等。

用法： 1~1.5 克。外用适量。

禁忌： 实热或痰火内盛者慎用。胃溃疡或胃炎患者慎用。

酸枣仁

性味归经： 性平，味甘、酸；归心、肝、胆经。

功效主治： 养心安神，敛汗。用于惊悸怔忡、心烦失眠等。

用法： 3~5 克，煎服。研末或研末后制成丸剂，用治失眠，每次 0.5~1 克，临睡前吞服。

禁忌： 有实邪郁火及患有滑泄病证者慎服。

> 其他常用中药：磁石、龙骨、琥珀、合欢皮等。

药食同源，安定心神：2道精选食疗方

黄芪灵芝汤

安定心神，缓解焦虑

材料：黄芪、灵芝各30克。

做法：

1 将黄芪、灵芝分别用清水浸泡15分钟。

2 将黄芪、灵芝放入适量清水中进行煎煮，取汁即可。

温馨提示： 本方应在医生指导下使用。

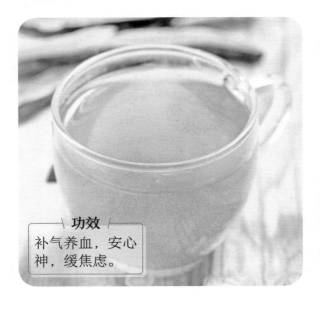

功效

补气养血，安心神，缓焦虑。

材料: 酸枣仁 30 克，小麦 30~60 克，
　　　粳米 100 克，红枣 20 克。

做法:
1 将小麦、酸枣仁、红枣洗净装入药袋，
　扎紧袋口放入锅内，加水烧沸。
2 小火煎煮 40 分钟后，取出药袋，煎汁
　留锅内，加入粳米同煮成粥。

养心安神

麦枣粥

┌ 功效 ┐
宁心安神，
促进睡眠。

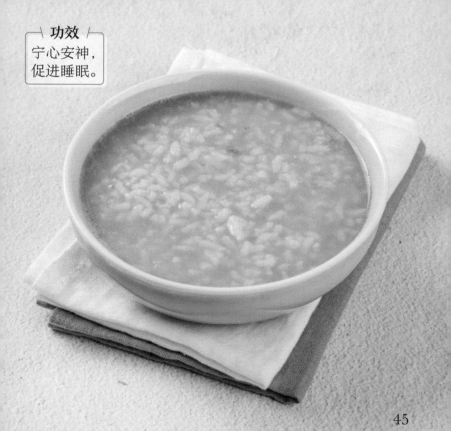

安心神：
4 种家用中成药

1 脑乐静

养心，健脑，安神。用于精神忧郁、易惊失眠、烦躁及小儿夜寐不安等。

3 天王补心丹

滋阴养血，补心安神。用于心阴不足，症见心悸健忘、失眠多梦、大便干燥等。

2 柏子养心丸

补气，养血，安神。用于心气虚寒，心悸易惊，失眠多梦，健忘。

4 枣仁安神颗粒

养血安神。用于失眠、健忘、心烦、头晕等。

其他常用家用中成药：珍合灵片、养血安神片、安神健脑液、安神补心丸、复方枣仁胶囊等。

六

养心血 18 招

心血不亏，
精气神才足

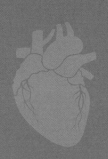

心血亏虚
有哪些表现

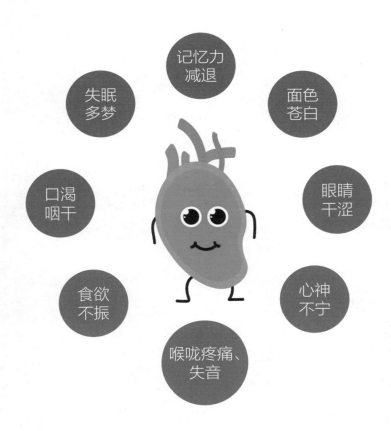

记忆力减退

失眠多梦

面色苍白

口渴咽干

眼睛干涩

食欲不振

心神不宁

喉咙疼痛、失音

养心血：
2大常用穴位

对症按摩调理方

取穴原理	伏兔穴虽然是足阳明胃经上的穴位，但也可补养心血。
功效主治	缓解心慌，补养心血。主治下肢痿痹、腰膝冷痛和脚气等。
穴名由来	"伏"，停伏；"兔"，风。该穴指胃经气血物质至本穴后风停气息，随风气飘扬和随经水冲刷的脾土微粒在此沉降堆积，如停伏之状，故名。

按揉伏兔穴

操作方法

伏兔穴不能用强力刺激，可用拇指指腹或掌根沿顺时针方向轻重交替地按揉，一次按摩30下，每秒一下。

定位

在股前区，髌底上6寸，髂前上棘与髌底外侧端的连线上。

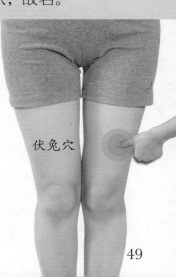

伏兔穴

按揉心俞穴

取穴原理	心俞穴是心的背俞穴，是心脏之气输注于心之处，内通于心，刺激心俞穴能够养心安神。心俞可通调气血，按摩心俞可补养心血。
功效主治	养心安神，宁心定惊。主治心痛、惊悸、咳嗽、失眠、健忘等。
穴名由来	"心"，心脏；"俞"，输注。该穴是心脏之气转输的重要之地，具有调治心脏病的功能，故名。

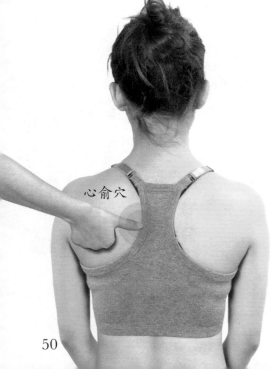

心俞穴

操作方法

用拇指指腹按揉心俞穴2~3分钟。

定位

在脊柱区，第5胸椎棘突下，后正中线左右旁开二指宽处。

养心血：
4 种家常食物

猪心

性味归经：性平，味甘、咸；归心经。

功能：补血养心，安神镇惊。用于心血不足、多汗、自汗等。

用法：炖汤。

禁忌：高胆固醇血症、高血压患者不宜食用。

桂圆

性味归经：性温，味甘；归心、脾经。

功能：滋益心脾，补益气血。用于心悸、失眠多梦等。

用法：生食、做汤羹。

禁忌：内热痰火、脾胃虚弱者忌食。

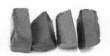

猪血

性味归经：性平，味咸；归心、肝经。

功能：补血止血，养心镇惊。用于贫血等。

用法：炒食、炖汤。

牛奶

性味归经：性平，味甘；归心、肺、胃经。

功能：补虚损，养血。用于虚弱劳损、血虚便秘等。

用法：直接饮用。

养心血:
3 种常用中药

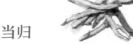

当归

性味归经: 性温，味甘、辛；归肝、心、脾经。

功效主治: 入心经，补血活血。用于面色萎黄、眩晕、惊悸等。

用法: 1~3 克，煎服。

禁忌: 湿盛中满、大便泄泻者忌服。

熟地黄

性味归经: 性微温，味甘；归心、肝、肾经。

功效主治: 补血，滋阴。用于血虚萎黄、眩晕、心悸、失眠及月经不调等。

用法: 3~10 克，煎服。

禁忌: 脾胃虚弱、气滞痰多、腹满便溏者禁服。

何首乌

性味归经: 性微温，味苦、涩，制熟则味兼甘；归肝、心、肾经。

功效主治: 入心经，益精血。用于血虚萎黄、须发早白等。

用法: 3~6 克，煎服。

禁忌: 不宜久服，肝肾功能异常者忌服；大便溏泄及有湿痰者慎服。

> 其他常用中药: 龟甲胶、酸枣仁、柏子仁等。

药食同源，补养心血：3 道精选食疗方

材料：桂圆肉 20 克，糯米 100 克，红枣
　　　10 枚。

调料：红糖 5 克。

做法：

1 糯米洗净，用水浸泡 1 小时；桂圆肉
　洗净；红枣洗净，去核。

2 锅内加适量清水烧开，加入糯米、桂
　圆肉、红枣，大火煮开后转小火煮 40
　分钟，最后加入红糖搅匀即可。

补益心血

桂圆粥

┌ 功效 ┐
补血益气，
养心安神。

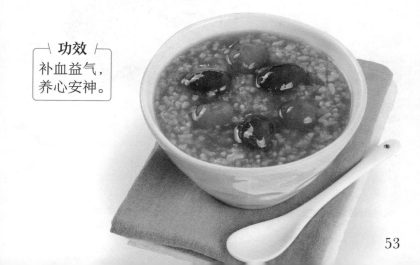

归参猪心汤

补气血，安心神

材料：猪心1个，当归15克，党参20克。

调料：生姜、葱、胡椒、盐各2克。

做法：

1 将党参、当归洗净放入水中煮30分钟后，去药渣留汁；将猪心清洗干净。

2 锅置火上，加入适量清水和药汁，放入猪心和调料，大火煮开，转小火煮至猪心烂熟即可。

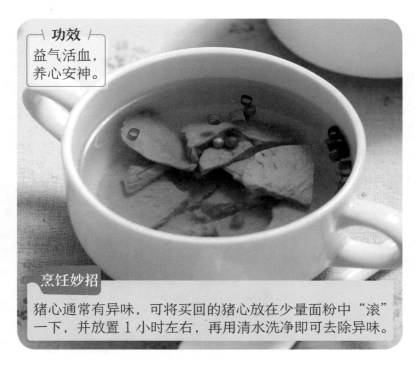

功效

益气活血，养心安神。

烹饪妙招

猪心通常有异味，可将买回的猪心放在少量面粉中"滚"一下，并放置1小时左右，再用清水洗净即可去除异味。

材料: 新鲜猪血 300 克，韭菜 100 克，
　　　猪大棒骨 1 根。

调料: 胡椒粉、姜片各适量，盐、香油
　　　各少许。

做法:

1 清洗猪大棒骨，用开水焯烫一下，放
　入锅中熬制高汤，边熬边撇去浮沫。

2 将猪血洗净，切成麻将大小的块；韭
　菜择洗干净，切段。

3 高汤熬好后倒入锅中，煮沸后放入猪
　血块和姜片。

4 猪血熟透后，放入韭菜段煮熟。

5 放入胡椒粉、盐、香油调味即可。

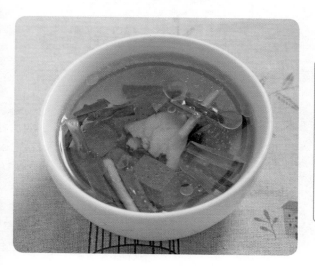

補血

猪血韭菜汤

| 功效 |

猪血富含蛋
白质、铁等
营养物质，
且吸收利用
率较高，对
防治缺铁性
贫血有很好
的作用。

养心血：
6种家用中成药

1 归脾丸

益气补血，健脾养心。用于心悸怔忡、健忘失眠等。

2 人参养荣丸

温补气血。用于心脾不足、气血两亏等。

3 养心定悸膏

益气养血，复脉定悸。用于心悸气短、心律不齐、盗汗失眠等。

4 复方阿胶浆

补气养血。用于气血两虚之头晕目眩、心悸失眠等。

5 柏子养心丸

补气，养血，安神。用于心气虚寒，心悸易惊，失眠多梦，健忘。

6 天王补心丹

滋阴养血，补心安神。用于心阴不足，症见心悸健忘、失眠多梦、大便干燥等。

七

清心火16招

清心泻火，身体安康

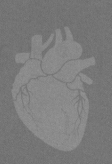

心火上炎
有哪些表现

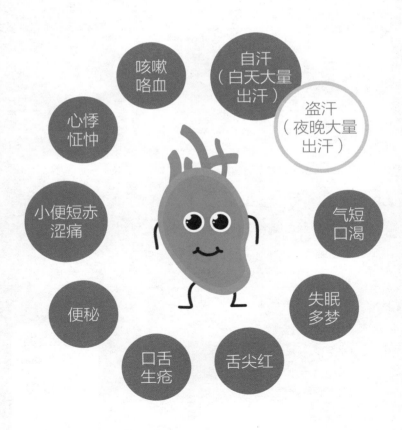

咳嗽咯血

自汗（白天大量出汗）

盗汗（夜晚大量出汗）

心悸怔忡

气短口渴

小便短赤涩痛

失眠多梦

便秘

口舌生疮

舌尖红

清心火：
3 大常用穴位

对症按摩调理方

取穴原理	少海穴是手少阴心经的主要穴位之一，是心经的合穴，合穴属水，心经属火，该穴可益心安神，降浊升清。
功效主治	理气通络，益心安神，降浊升清。主治心前区疼痛、肋间神经痛、神经衰弱、精神分裂症等。
穴名由来	"少"，少阴经；"海"，百川之汇。因该穴是合穴，为脉气汇聚之处，脉气强盛如同百川汇聚成海，故名。

按压少海穴

操作方法
每天早、晚用食指指腹按压
少海穴，每次 1～3 分钟。

定位
在肘前区，横平肘横纹，肱
骨内上髁前缘，即屈肘时肘
横纹尺侧纹头凹陷处。

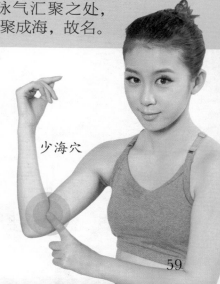

少海穴

<table>
<tr><td rowspan="3">掐按大陵穴</td><td>取穴原理</td><td>大陵穴是手厥阴心包经的主要穴位之一，为心包经的原穴和输穴，可清心泻火。</td></tr>
<tr><td>功效主治</td><td>宁心安神，和营通络，宽胸和胃。主治心痛、心悸、胃痛、呃逆、腕关节痛等。</td></tr>
<tr><td>穴名由来</td><td>"大"，与小相对；"陵"，丘陵、土堆。该穴指随心包经经水冲刷下行的脾土物质在此堆积。</td></tr>
</table>

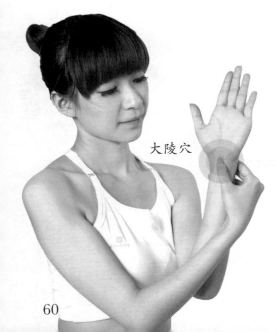

大陵穴

操作方法

用拇指尖垂直掐按大陵穴，每天早、晚两侧各掐按 1~3 分钟。

定位

在腕前区，手掌与手臂的连接处，靠近手掌的横纹，即腕横纹的中点处。

取穴原理	劳宫穴在手厥阴心包经上，能调血润燥、强壮心脏。
功效主治	调血润燥，安神和胃，通经祛湿，息风凉血。主治神志病、心胃热证等。
穴名由来	"劳"，劳动；"宫"，中央。手司劳动，该穴在手掌部中央位置。

操作方法

伸臂仰掌，手指自然微屈，掌心向上，用另一手四指握住手背，拇指弯曲，以指端垂直按压劳宫穴，左右手交替，早、晚各1次，每次2~3分钟。

定位

在掌区，横平第3掌指关节近端，第2、3掌骨之间，偏于第3掌骨。

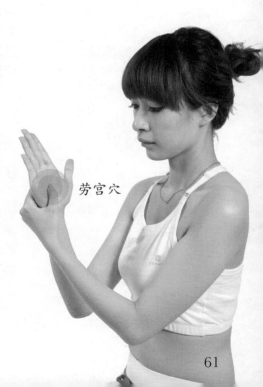

劳宫穴

61

清心火：
4种家常食物

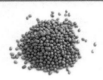

绿豆

性味归经： 性寒，味甘；归心、胃经。

功能： 入心经，清热。用于暑热烦渴等。

用法： 煮粥、做汤羹。

禁忌： 体质寒凉、虚弱者不宜食用。

绿豆芽

性味归经： 性凉，味甘；归心、脾经。

功能： 入心经，清热消暑。用于暑热烦渴等。

用法： 炒食。

禁忌： 脾胃虚寒者慎食。

藕

性味归经： 性寒，味甘；归心、脾经。

功能： 入心经，清热生津。用于心中烦热等。

用法： 生食、做汤羹。

禁忌： 内热痰火、脾胃虚弱者忌食。

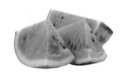

西瓜

性味归经： 性寒，味甘；归心、胃、膀胱经。

功能： 清热解暑，生津止渴。用于暑热烦躁等。

用法： 生食。

禁忌： 糖尿病患者、虚寒体质者慎食。

> **其他常见食物：** 苦瓜、落葵、杏子、椰子浆、甜瓜等。

清心火：
3 种常用中药

淡竹叶

性味归经： 性寒，味甘、淡，归心、胃、小肠经。

功效主治： 清热泻火，除烦止渴，利尿通淋。用于心烦目赤、口舌生疮等。

用法： 3～5 克，煎服。

禁忌： 体虚有寒者禁服。

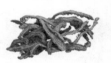

黄连

性味归经： 性寒，味苦；归心、肝、胆、脾、胃、大肠经。

功效主治： 入心经，泻火解毒。用于心火亢盛之心烦不寐、心悸不宁等。

用法： 0.5～1.5 克，煎服。研粉吞服，每次 0.1～0.3 克，每日服 2～3 次。

禁忌： 脾胃虚寒者忌用，阴虚津伤者慎用。

连翘

性味归经： 性微寒，味苦；归心、小肠、肺经。

功效主治： 入心经，清热解毒。用于疮毒、高热烦渴、热淋涩痛等。

用法： 3～5 克，煎服。

禁忌： 脾胃虚弱、气虚发热、痈疽已溃而脓稀色淡者忌服。

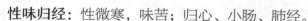

> 其他常见中药：栀子、大青叶、板蓝根、牡丹皮、紫草、生地黄等。

药食同源，清心泻火：2 道精选食疗方

清热祛火

淡竹叶粥

材料：淡竹叶 10 克，小米 60 克。

做法：

1 将淡竹叶、小米洗净，备用。
2 将淡竹叶放入锅中，加入适量水，煎取汤汁，滤去渣后加小米煮至粥熟即可。

| 功效 |
清心火，渗湿泄热。

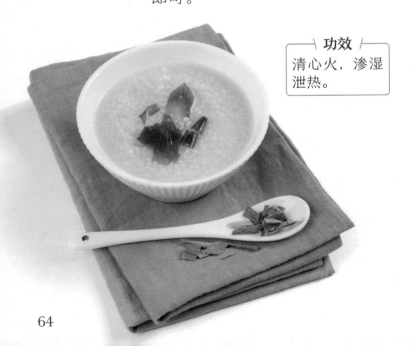

材料：绿豆芽 300 克。

调料：醋、葱丝、姜丝各 5 克，盐、白
糖、花椒各 2 克，植物油适量。

做法：

1 绿豆芽洗净后用沸水快速焯一下，捞
出过凉，沥干水分备用。

2 锅中倒入植物油烧热，放入花椒炝锅，
去掉花椒，再放入葱丝、姜丝爆香。

3 放入绿豆芽用大火快速翻炒，加盐、
白糖、醋调味即可。

醋熘绿豆芽

清心火，补气血

功效

清热祛火。

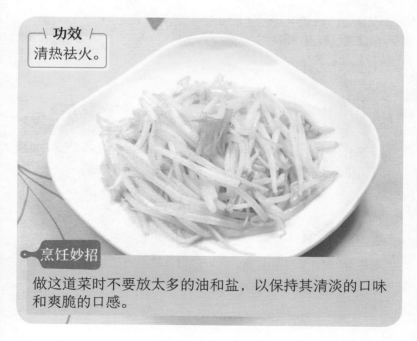

烹饪妙招

做这道菜时不要放太多的油和盐，以保持其清淡的口味
和爽脆的口感。

清心火：
4 种家用中成药

1 牛黄清心丸

清心化痰，镇惊祛风。
用于治疗风痰阻窍所致的头晕目眩、痰多、神志昏乱、言语不清，以及惊风、抽搐等。

2 导赤丸

泻火清热，利尿排便。
用于心胸烦热、口舌生疮、小便短赤等。

3 牛黄上清丸

清热泻火，散风止痛。
用于头痛、眩晕、目赤、耳鸣等。

4 天王补心丸

补心安神，滋阴养血。
能清除心脏虚火，改善心悸、健忘、失眠、多梦等不良症状。

小验方，大功效

红豆大米粥
清心泻火

红豆洗净，浸泡6~8小时；大米洗净，浸泡半小时。将红豆、大米一起放入电饭煲内，加适量清水煮粥食用。

八

养心健脑 18 招
心养好，脑不衰

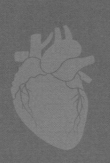

心脑虚衰
有哪些表现

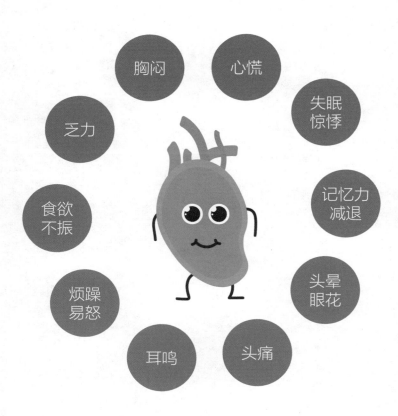

胸闷
心慌
失眠惊悸
乏力
记忆力减退
食欲不振
头晕眼花
烦躁易怒
耳鸣
头痛

养心健脑：
3 大常用穴位

对症按摩调理方

取穴原理	劳宫穴在手厥阴心包经上，为强心健脑之要穴。
功效主治	调血润燥，安神和胃，通经祛湿，息风凉血。主治失眠、神经衰弱等。
穴名由来	"劳"，劳动；"宫"，中央。手司劳动，该穴在手掌部中央位置。

按压劳宫穴

操作方法

拇指弯曲，以指端垂直按压劳宫穴，左右手交替，早、晚各1次，每次2~3分钟。

定位

在掌区，横平第3掌指关节近端，第2、3掌骨之间，偏于第3掌骨。

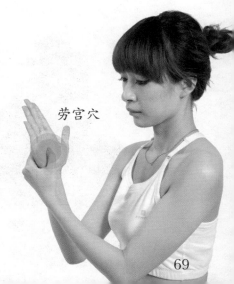

劳宫穴

69

按揉百会穴

取穴原理
百会穴位于人体最高处，亦为人体阳气盛极之处。穴性虽属阳，却又阳中寓阴，故能通达阴阳脉络，连贯周身经穴，调节机体的阴阳平衡。

功效主治
醒脑开窍，安神定志。主治头痛、眩晕、头重脚轻、失眠等。

穴名由来
"百"，多之意；"会"，交会。百会穴是足太阳经、督脉的交会穴。

操作方法

食、中二指并拢，用指腹按揉百会穴 100 次。

定位

位于头顶的正中线和两耳尖连线的交点处。取穴时，可以用两手拇指压住两个耳孔，两手的中指向头顶伸直，指尖相触的地方即是。

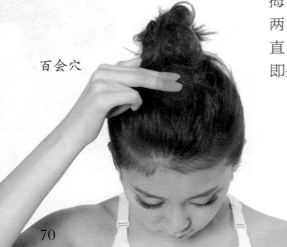

百会穴

取穴原理	神门穴是手少阴心经的原穴，是心经之气出入的门户，是补益心气的要穴，也是俞原配穴，同时起到补心气的作用。
功效主治	补益心气，宁心安神。主治心失所养、心神不宁引起的失眠健忘等。
穴名由来	"神"，心神；"门"，门户。心藏神。该穴为心经之门户。

掐按神门穴

操作方法

每天早、晚用拇指尖垂直掐按神门穴，每次 1~3 分钟。

定位

手腕部靠近小指的一侧有一条突出的筋，其与腕横纹相交的内侧凹陷处即是。

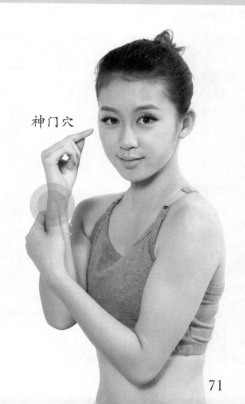

神门穴

养心健脑：4 种家常食物

茼蒿

性味归经：性凉，味辛、甘；归心、脾、胃经。

功能：补脑，安神。用于记忆力减退等。

用法：炒食、拌食。

禁忌：痛风患者、脾胃虚弱者不宜食用。

猪心

性味归经：性平，味甘、咸；归心经。

功能：补血养心，安神健脑。用于心血不足、心虚多汗、自汗等。

用法：炖汤。

禁忌：高胆固醇血症、高血压患者不宜食用。

牛奶

性味归经：性平，味甘；归心、肺、胃经。

功能：富含铁、铜和卵磷脂，能大大提高大脑的工作效率。

用法：直接饮用。

桂圆

性味归经：性温，味甘；归心、脾经。

功能：益心脾，补气血，安神。用于虚劳羸弱、失眠、健忘、惊悸等。

用法：10 ~ 15 克，煎汤。

> 其他常见食物：鹅蛋、鸡蛋、鹌鹑等。

养心健脑：
3 种常用中药

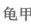

龟甲

性味归经： 性微寒，味甘、咸；归肝、肾、心经。

功效主治： 养血补心。用于阴血亏虚之惊悸、失眠等。

用法： 9~24 克，煎服。

禁忌： 脾胃虚寒、内有寒湿者及孕妇禁服。

柏子仁

性味归经： 性平，味甘；归心、大肠、肾经。

功效主治： 养心安神。用于虚烦失眠、惊悸怔忡、头晕健忘等。

用法： 3~5 克，煎服。

禁忌： 便溏及多痰者慎用。

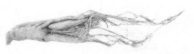

人参

性味归经： 性微温，味甘、微苦；归脾、肺、心、肾经。

功效主治： 大补元气，安神益智。用于心气不足、惊悸失眠、健忘等。

用法： 0.5~3 克，小火另煎，单独服，也可将参汁加入其他药汁中一起饮服。

禁忌： 阴虚火旺者禁用。不宜与藜芦同用。

> 其他常见中药：龟甲胶、远志等。

药食同源，养心健脑：
2道精选食疗方

补心健脑

人参莲肉冰糖饮

材料：人参10克，莲子20克。

调料：冰糖30克。

做法：

1 莲子洗净，用水浸泡1小时。

2 人参洗净，与泡好的莲子、冰糖一起放入炖盅中，加适量开水。

3 炖盅放锅中，用小火隔水炖至莲肉熟烂即可。

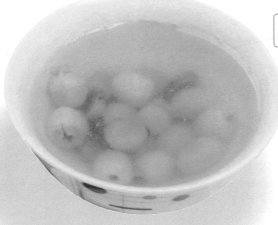

┤ 功效 ├
清心火，健脑。

74

材料： 水发香菇250克，熟鹌鹑蛋10个。

调料： 酱油、水淀粉、料酒、鲜汤、姜粉、香油各适量。

做法：

1 香菇洗净，切四瓣，在开水中焯熟；鹌鹑蛋剥皮，加酱油腌好。

2 锅中倒入鲜汤、鹌鹑蛋、酱油、料酒、姜粉、香菇片烧开，改小火烧入味，中火收汁，用水淀粉勾芡，最后淋上香油炒匀即可。

香菇烧鹌鹑蛋

养精益血，强心健脑

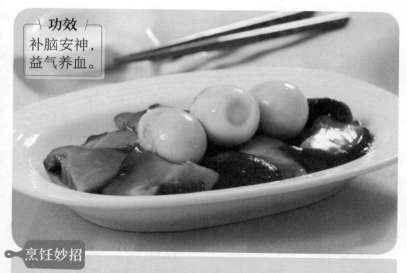

功效

补脑安神，益气养血。

烹饪妙招

浸泡香菇的水里面溶解了香菇中的很多营养物质，将其倒入锅中烧煮，可使汤的味道更加鲜美。

养心健脑：
6 种家用中成药

1 安神健脑液

益气养血，滋阴生津，养心安神。 用于气血两亏、阴津不足所致之失眠多梦、神疲健忘等。

2 脑乐静

养心，健脑，安神。 用于精神忧郁、易惊失眠、烦躁及小儿夜寐不安等。

3 枣仁安神颗粒

养血安神。 用于失眠、健忘、心烦、头晕等。

4 养血安神片

滋阴养血，宁心安神。 用于阴虚血少所致之头晕目眩、心悸、失眠健忘等。

5 天王补心丹

滋阴养血，补心安神。 用于心阴不足，症见心悸健忘、失眠多梦、大便干燥等。

6 健脑胶囊

补肾健脑，养血安神。 用于心肾亏虚所致的记忆力减退、心悸失眠等。

九

3 种常见病调理

多管齐下，能防能治

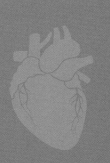

心悸
养心安神，宽胸理气

典型症状 ☑自觉心中悸动不安 ☑心搏异常
☑神情紧张 ☑心慌不安，不能自主

病因分析

与体质虚弱、饮食劳倦、七情所伤、感受外邪及药食不当等因素有关。

对症取穴

心俞穴、厥阴俞穴、巨阙穴、膻中穴、神门穴、内关穴。

常用食材

小麦、猪心、红枣。

常用中药

茯苓、人参、灵芝、龟甲、柏子仁、远志、桑椹、酸枣仁、龙骨、琥珀。

常用中成药

生脉饮、归脾丸、养心定悸膏、复方阿胶浆、柏子养心丸、健脑胶囊、通脉养心丸、炙甘草合剂、天王补心丹、补心气口服液。

常用穴位调理

取穴原理	心俞是心的背俞穴，是心脏气血输注于背部的穴位。可调心气以定悸，不论何种心悸皆可用之。
功效主治	养心安神，宁心定惊，能够宽胸理气、通调气血。
穴名由来	"心"，心脏；"俞"，输注。该穴是心脏之气转输的重要之地，具有调治心脏病的功能，故名。

按揉心俞穴

操作方法
用拇指指腹按揉心俞穴
2～3分钟。

定位
在脊柱区，第5胸椎棘突下，后正中线左右旁开二指宽处。

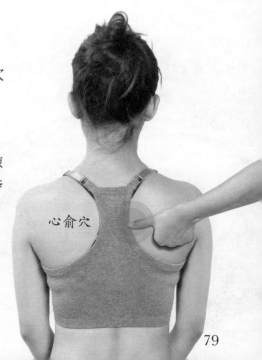

心俞穴

79

精选食疗方

银耳红枣牛肉汤

补气养血，安定心神

材料：牛肉 200 克，红枣 30 克，干银耳 5 克，胡萝卜 50 克。

调料：盐 4 克，姜片、料酒各适量。

做法：

1 牛肉洗净，切小块；红枣洗净，泡片刻；干银耳泡发，洗净，去黄蒂，切小朵；胡萝卜洗净，去皮，切片。

2 将牛肉块、红枣放入砂锅中，加水烧沸后转小火慢炖 1 小时，放料酒、姜片、银耳、胡萝卜片炖至牛肉块熟烂，最后加盐即可。

⊣ 功效 ⊢
红枣补血益气，银耳补脑强心，此汤具有补中益气、养血安神的功效。

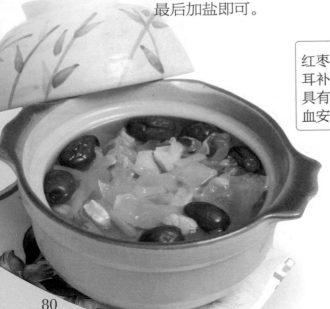

80

不寐（失眠）
宁心安神，改善失眠

典型症状 ☑睡眠时间短 ☑睡眠深度不足 ☑失眠梦多

病因分析

常与饮食不节，情志失常，劳倦、思虑过度，以及病后、年迈体虚等因素有关。

对症取穴

照海穴、申脉穴、神门穴、三阴交穴、安眠穴、四神聪穴。

常用食材

小麦、茯苓、龙眼肉、红枣、百合、麦冬、莲子、柏子仁、猪心。

常用中药

龙骨、琥珀、灵芝、首乌藤、合欢皮、酸枣仁、刺五加、远志。

常用中成药

天王补心丹（丸）、柏子养心丸、脑乐静、养血安神片、安神健脑液、安神补心丸、朱砂安神丸、珍合灵片、米仁安神颗粒、复方枣仁胶囊。

掐按神门穴

取穴原理	神门穴是手少阴心经的原穴，是心经之气出入的门户，具有宁心安神的作用。
功效主治	扶正祛邪，宁心安神。能够缓解压力，改善失眠。
穴名由来	"神"，心神；"门"，门户。心藏神。该穴为心经之门户。

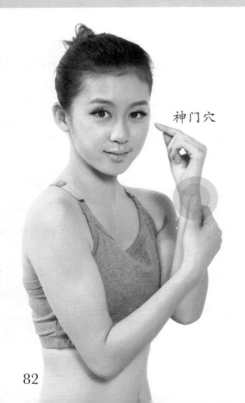

神门穴

操作方法

每天早、晚用拇指尖垂直掐按神门穴，每次 1~3 分钟。

定位

手腕部靠近小指的一侧有一条突出的筋，其与腕横纹相交的内侧凹陷处即是。

莲合猪肉汤　**降压安眠**

材料：猪瘦肉 200 克，莲子、百合
　　　各 30 克。

调料：盐、香油各适量。

做法：

1 百合洗净，泡开；莲子洗净，浸
　泡 2 小时；将猪瘦肉洗净，切块。

2 在砂锅中加入冷水，放入莲子、
　百合和猪瘦肉，大火烧开，再用
　小火慢慢炖。

3 待猪肉快熟时，加入盐、香油调
　味，炖至肉烂、莲子熟即可。

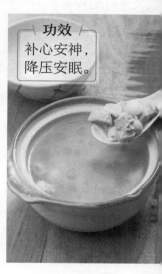

功效
补心安神，
降压安眠。

枣仁小米粥　**改善失眠**

材料：小米 100 克，酸枣仁 15 克。

调料：蜂蜜适量。

做法：

1 将小米淘洗干净，加适量清水，
　大火煮开后转小火煮成粥。

2 酸枣仁研成碎末，待用。

3 待小米粥将熟时，撒入酸枣仁末，
　关火，待温热后加入蜂蜜搅匀即可。

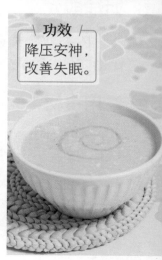

功效
降压安神，
改善失眠。

83

胸痹

宽胸理气，疏通心络

典型症状 | ☑胸部闷痛 ☑喘息不得卧

病因分析

与寒邪内侵、饮食失调、情志失节、劳倦内伤、年迈体虚等因素有关。

对症取穴

内关穴、灵道穴、厥阴俞穴、心俞穴。

常用食材

木瓜、白萝卜、番茄。

常用中药

红景天、肉桂、薤白、陈皮、枳实、檀香、川芎、郁金、姜黄。

常用中成药

活心丸、冠心静片、养心康片、速效救心丸、利脑心胶囊、脉络通冲剂、通心络胶囊、麝香保心丸、镇心痛口服液、复方丹参滴丸。

常用穴位调理

<table>
<tr><td>取穴
原理</td><td>内关穴为人体手厥阴心包经上的重要穴位之一，经常按摩内关穴，可以起到保护心脏的作用，能够宁心安神、理气止痛。</td></tr>
<tr><td>功效
主治</td><td>和胃降逆，宽胸理气。可疏通经络，治疗心悸、胸痛等。</td></tr>
<tr><td>穴名
由来</td><td>"内"，内外之内；"关"，关隘。该穴在前臂内侧要处，犹如关隘。</td></tr>
</table>

按揉内关穴

操作方法

用一只手的拇指，稍用力向下点压对侧手臂的内关穴后，保持压力不变，继而旋转揉动，每次按揉 20～30 下。

定位

在前臂前区，手握拳或上抬，腕掌侧突出的两筋之间，距腕横纹三指宽。

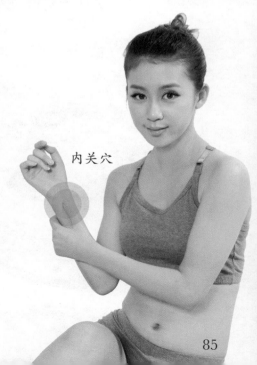

内关穴

扁豆薏米红枣粥

健脾和胃，养心安神

材料： 白扁豆、莲子各 25 克，薏米 50 克，红枣 6 枚，陈皮 3 片，大米 30 克。

做法：

1 将白扁豆、莲子、薏米洗净，用水浸泡 4 小时；大米洗净，用水浸泡 30 分钟；红枣洗净，去核。

2 在锅内加适量清水烧开，将除陈皮外的所有材料放入，大火煮开后转小火。

3 煮 50 分钟后放入陈皮，继续煮 10 分钟，熬至粥浓稠即可。

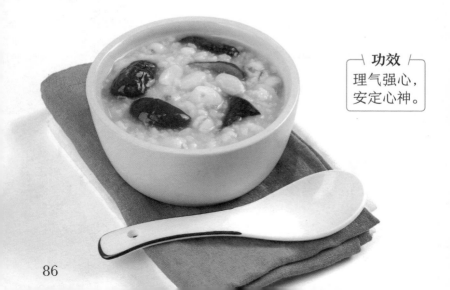

功效
理气强心，安定心神。

材料： 嫩鸭500克，木瓜100克。

调料： 生抽、老抽、冰糖、料酒各5克，
姜片、葱段各10克。

做法：

1 将嫩鸭洗净切成小块；木瓜洗净，去
皮、籽，切块。

2 煮开半锅水，把鸭块放入锅中煮几分
钟，然后捞出在水龙头下冲洗干净，
沥干待用。

3 油锅烧热，放姜片、葱段爆香，把余
过水的鸭块放入锅中翻炒均匀。

4 放生抽、老抽、料酒、半碗清水，翻炒
均匀，转小火焖煮20分钟，放入木瓜
块和冰糖，小火再焖煮10分钟即可。

木瓜焖鸭

舒筋活络，缓解胸痛

┌─ **功效** ─┐
舒筋活络，
理气健脾。

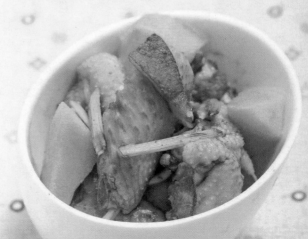

87